Vinod Kumar Mugada
Srinivasa Rao Yarguntla

O efeito da COVID-19 na saúde mental

Vinod Kumar Mugada
Srinivasa Rao Yarguntla

O efeito da COVID-19 na saúde mental

Um estudo descritivo transversal

ScienciaScripts

Imprint

Any brand names and product names mentioned in this book are subject to trademark, brand or patent protection and are trademarks or registered trademarks of their respective holders. The use of brand names, product names, common names, trade names, product descriptions etc. even without a particular marking in this work is in no way to be construed to mean that such names may be regarded as unrestricted in respect of trademark and brand protection legislation and could thus be used by anyone.

Cover image: www.ingimage.com

This book is a translation from the original published under ISBN 978-3-659-96699-6.

Publisher:
Sciencia Scripts
is a trademark of
Dodo Books Indian Ocean Ltd. and OmniScriptum S.R.L publishing group

120 High Road, East Finchley, London, N2 9ED, United Kingdom
Str. Armeneasca 28/1, office 1, Chisinau MD-2012, Republic of Moldova, Europe
Managing Directors: Ieva Konstantinova, Victoria Ursu
info@omniscriptum.com

Printed at: see last page
ISBN: 978-620-8-39817-0

LISTA DE ABREVIATURAS

AIS: Athens Insomnia Scale

ALT: Alanine Transaminase.

AST: Aspartate Aminotransferase

ARDS : Acute Respiratory Distress Syndrome

BPAQ: Buss-Perry Aggressive Questionnaire

BDI: Beck Depression Inventory

CES-D: Center for Epidemiologic Studies Depression Scale

COVID 19: Coronavirus Disease 2019

CK-MB: Creatine Kinase-Myoglobin Binding

CRP: c-Reactive Protein

CAGE : Cut-Annoyed-Guilty-Eye

DBAS-1: Dysfunctional Beliefs and Attitudes about Sleep

DASS- 21 : Depression Anxiety Stress scale.

ESS : Epworth Sleepiness Scale

ESR: Erthrocyte Sedimentation Rate

FSSB-SF: Family Supportive Supervisor Behavior Short-Form

GHQ-12: General Health Questionnaire

HAD: Hospital Anxiety and Depression scale

HARS: Hamilton Anxiety Rating Scale

HCP: Health care proffesional

IPAQ-S: International Physical Activity Questionnaire

LDH : Lactate Dehydrogenase

MERS: Middle east Respiratory Syndrome

PCL-C: PTSD Checklist-Civilian Version

PFI : Professional Fulfillment Index

PSQI: Pittsburgh Sleep Quality Index

RASS: Richmond Agitation Sedation Scale

SCSQ: Simplified Coping Style Questionnaire

STAI: State-Trait Anxiety Inventory

SARS: Severe Acute Respiratory Syndrome

SARS-CoV : Severe Acute Respiratory Syndrome Coronavirus

SPRP: Strategic Preparedness and Response Plan

URI: Upper Respiratory Infection

WHO: World Health Organization.

Índice

RESUMO

ANTECEDENTES- . A doença do coronavírus 2019 (COVID-19) é uma pandemia que surgiu pela primeira vez em Wuhan, na China, e que se propagou por todo o mundo entre dezembro de 2019 e o início de 2020. O estado de confinamento em muitas partes do mundo, que contribuem largamente para a economia global, levou à paragem de serviços e produtos. Para além dos impactos económicos, a morbilidade e a mortalidade cada vez maiores devidas à COVID-19 constituem o maior revés. A prevalência de epidemias acentua ou cria novos factores de stress.

OBJECTIVO - O objetivo do nosso estudo é determinar o efeito da pandemia de COVID-19 na saúde mental da população indiana e as suas estratégias de sobrevivência.

METODOLOGIA- Realizámos um inquérito online utilizando o formulário do Google contendo a escala DAS S-21. O tamanho estimado da amostra foi de 197. A amostragem foi efectuada através da técnica de bola de neve. A análise dos dados foi efectuada com recurso ao software JSP e foi realizado o teste do Qui-quadrado para verificar a associação entre as variáveis.

RESULTADOS- Dos 220 participantes, 64 estavam em stress (5 extremamente graves, 8 graves, 21 moderados, 30 ligeiros), 86 (10 extremamente graves, 9 graves, 31 moderados, 36 ligeiros) em depressão, 108 (12 extremamente graves, 19 graves, 55 moderados, 22 ligeiros) em ansiedade.

CONCLUSÃO - Verificámos que a ansiedade é o problema predominante entre os participantes e que o facto de serem do sexo feminino e estarem a frequentar um curso de medicina está associado à ansiedade. As mulheres precisam de uma atenção especial, uma vez que são mais vulneráveis do que os homens. Por último, os decisores políticos também precisam de se preocupar com os adultos mais jovens, sobretudo estudantes e indivíduos que frequentam o curso de medicina.

OBJECTIVOS E METAS

AIM:-

O objetivo do nosso estudo é determinar o efeito da pandemia de COVID-19 na saúde mental da população indiana e as suas estratégias de sobrevivência.

OBJECTIVOS:-

- Determinar a presença e a gravidade do stress, da depressão e da ansiedade entre os participantes.
- Descobrir a associação entre o stress, a depressão e a ansiedade com o sexo, a idade, o fluxo (médico/não médico) e o estado civil dos participantes.
- Para saber quais são as estratégias de sobrevivência mais comuns.

CAPÍTULO 1: INTRODUÇÃO

INTRODUÇÃO

A doença do coronavírus (COVID-19) é uma doença infecciosa causada pelo vírus SARS-CoV-2. A doença do coronavírus 2019 (COVID-19) é uma pandemia viral que surgiu pela primeira vez em Wuhan, na China, e se propagou por todo o mundo entre dezembro de 2019 e o início de 2020. O vírus resultou em mais de 54 milhões de casos e 1,3 milhões de mortes em todo o mundo [Wudneh Simegn et al., 2021]

Os coronavírus, assim designados devido ao facto de a franja exterior das proteínas do envelope se assemelhar a uma coroa *("coroua"* em latim), são uma família de vírus de ARN com envelope. São geralmente patogénicos para mamíferos e aves e causam infecções ligeiras do trato respiratório superior nos seres humanos. Ocasionalmente, podem ser transmitidos a uma população humana mais vasta e causar doenças respiratórias graves, de que são exemplo a Síndrome Respiratória Aguda Grave (SARS) e a Síndrome Respiratória do Médio Oriente (MERS) em 2003 e 2012, respetivamente.

Os agentes patogénicos zoonóticos virais anteriormente comunicados incluem o SARS-CoV (coronavírus da síndrome respiratória aguda grave) e o MERS (coronavírus da síndrome respiratória do Médio Oriente), que podem causar doenças respiratórias graves nos seres humanos [Deblina Roy et al., 2020]

CENÁRIO INDIANO

O primeiro caso confirmado em laboratório do novo coronavírus (COVID-19) foi notificado na Índia em 30 de janeiro de 2020. Desde então, tem-se registado um crescimento exponencial de casos. [Nishi Suryavanshi et al., 2020]

Na Índia, a maior parte do total de infecções e mortalidade foi, pelo menos aparentemente, atribuída a cidades metropolitanas como Mumbai, Deli, Bangalore, Ahmedabad, Chennai e Calcutá. As taxas de infeção e de mortalidade parecem ser muito mais baixas em distritos remotos. No entanto, devido à grande população das cidades metropolitanas, o total de infecções e a mortalidade são normalmente mais elevados nesses locais. Além disso, uma forte presença dos meios de comunicação social noticiou os casos de Covid-19 nas cidades metropolitanas com maior pormenor, o que pode dar a falsa impressão de que apenas estas cidades estão a contribuir de forma dominante para a infeção por Covid-19 e para a mortalidade associada. [Arunava Bhadra et al., 2020]

Em 24 de março de 2020, o Governo da Índia ordenou um confinamento a nível nacional durante 21 dias, limitando a circulação de toda a população de 1,3 mil milhões de pessoas. Embora fosse provavelmente um requisito, mesmo os confinamentos de curto prazo, a quarentena e o distanciamento social podem preceder os efeitos a longo prazo, como os sintomas de stress e perturbações mentais, incluindo insónias, ansiedade, depressão e sintomas de stress pós-traumático. [Anuraj Singh Kochhar et al., 2020]

Embora o confinamento possa ser uma estratégia significativa e eficaz de distanciamento social para combater a crescente propagação do vírus altamente infecioso da COVID-19, pode, ao mesmo tempo, ter um certo grau de impacto psicológico no público. É sabido que a quarentena/isolamento por qualquer causa e no contexto de uma pandemia (Síndrome da Angústia Respiratória Aguda Grave, 2003) tem sido associada a problemas de saúde mental significativos, que vão desde a ansiedade, o medo, os sintomas depressivos, o sentimento de solidão, as perturbações do sono, a raiva, etc., nos primeiros dias de isolamento e, mais tarde, a sintomas de perturbação de stress pós-traumático e de depressão após a alta hospitalar.

No entanto, o impacto psicológico do confinamento no público em geral ainda não foi estudado. Sendo o homem um animal social, estas restrições à liberdade de movimentos podem provocar raiva, frustração, solidão e sintomas depressivos. Pode haver medo/preocupação entre o público em relação ao fornecimento de bens de primeira necessidade, como mantimentos e leite, medicamentos, cuidados a pessoas anteriormente doentes na família devido a outras causas médicas, pessoas idosas que ficam sozinhas, restrição da liberdade de movimentos, sensação predominante de estar preso na sua própria casa ou de "estar em prisão domiciliária", etc. Além disso, o confinamento pode levar a um modo de "pânico" de acumulação de bens essenciais sem manter o distanciamento social, tal como aconselhado pelo governo.

Ao contrário dos países ocidentais, pensa-se que os indianos são mais sociáveis e têm mais redes sociais, participam em vários festivais religiosos e em reuniões ao longo do ano. Este facto pode ser atribuído à diversidade de culturas e tradições da Índia. A este respeito, um confinamento total pode ter um efeito de desvalorização na psique do público em geral. Pode também ter um efeito duradouro na economia, na agricultura e nos assalariados diários do país. Embora seja uma medida extremamente necessária para combater a infeção por COVID-19, devem ser tomadas medidas para atenuar o possível impacto psicológico do confinamento no público em geral. [Sandeep Grover et al., 2020]

SINTOMAS CLÍNICOS

Os sintomas clínicos mais comuns da doença COVID-19 são a tosse seca, a febre e a falta de ar na maioria dos doentes. Alguns doentes apresentam também outros sinais como dor de garganta, cefaleias, mialgias, fadiga e diarreia (Chen et al., 2020b; Hui et al., 2020). Na fase inicial da doença, os doentes podem estar afebris, apresentando apenas arrepios e sintomas respiratórios. Embora a maioria dos casos pareça ser ligeira, todos os doentes apresentam novos sinais pulmonares como opacidade pulmonar em vidro fosco na radiografia do tórax (Woo et al., 2010; Holshue et al., 2020). Alguns doentes apresentam infeção respiratória superior (IRA), opacidade bilateral irregular nos pulmões (Chan et al., 2020a), diminuição dos glóbulos brancos ou do número de linfócitos (Zhou et al., 2020a) e aumento da ALT, AST, LDH, CK-MB, PCR e VHS nestas fases da infeção (Guan et al., 2020). Os doentes com pneumonia grave sofrem de síndrome de dificuldade respiratória aguda (SDRA) e hipoxemia refractária. O NCoV-2019 pode causar infeção pulmonar grave, insuficiência respiratória, juntamente com lesões e disfunção de órgãos. Em caso de disfunções do sistema extra-pulmonar, como perturbações nos sistemas hematológico e digestivo, o risco de sépsis e choque sético será grave, resultando num aumento considerável da taxa de mortalidade. Os resultados mostraram que a doença é ligeira na maioria dos doentes (81%) e apenas alguns deles desenvolvem pneumonia grave, edema pulmonar, SDRA ou lesões em diferentes órgãos, com uma taxa de moralidade de 2,3%.

PREVENÇÃO E TRANSMISSÃO

A melhor forma de prevenir e retardar a transmissão é estar bem informado sobre a doença e a forma como o vírus se propaga. Proteja-se a si e aos outros da infeção, mantendo-se a pelo menos 1 metro de distância dos outros, usando uma máscara devidamente ajustada e lavando as mãos ou utilizando frequentemente uma solução à base de álcool. Vacine-se quando for a sua vez e siga as orientações locais.

O vírus pode propagar-se a partir da boca ou do nariz de uma pessoa infetada em pequenas partículas líquidas quando esta tosse, espirra, fala, canta ou respira. Estas partículas variam entre gotículas respiratórias maiores e aerossóis mais pequenos. É importante praticar a etiqueta respiratória, por exemplo, tossir para um cotovelo fletido, e ficar em casa e isolar-se até recuperar se não se sentir bem. [Elahe Seyed Hosseini PhD et al., 2020]

Devido à semelhança entre a COVID-19 e o coronavírus da SARS, e porque o vírus se estava a tornar uma ameaça global, foram iniciados cursos em linha para sensibilizar os profissionais de saúde de todo o mundo (OMS, 2020c). Foram angariados fundos a nível mundial e foi criado um Plano Estratégico de Preparação e Resposta (SPRP) destinado a proteger os Estados com sistemas de saúde mais fracos. Os objectivos eram limitar a transmissão, prestar cuidados precoces, comunicar informações essenciais e minimizar os impactos sociais e económicos. Além disso, a OMS centrou-se no desenvolvimento de diagnósticos fáceis de aplicar, na aceleração das vacinas candidatas existentes e na prevenção da infeção (OMS, 2020c). [Deblina Roy et al., 2020]

A Índia iniciou o seu programa de vacinação em 16 de janeiro de 2021 e 37,1% da população total foi totalmente vacinada e 57,1% recebeu pelo menos uma dose de vacina, a partir de 10th de dezembro de 2021.

EFEITOS DA PANDEMIA

O estado de confinamento em muitas partes do mundo, que contribuem largamente para a economia global, levou à paragem de serviços e produtos. Esta situação provocou uma rutura nas cadeias de abastecimento mundiais e, por conseguinte, afectou brutalmente a economia mundial. Os transportes foram afectados a nível mundial. A importação de aço, ferro, produtos químicos inorgânicos, etc. da China e de outros países foi gravemente afetada. As actividades de transporte, mesmo a nível nacional, cessaram devido ao confinamento em diferentes países. A maioria dos trabalhadores das empresas está a trabalhar a partir de casa, o que tem as suas desvantagens financeiras. As instituições de ensino foram encerradas. A incerteza e o adiamento dos exames são também um fator de stress para as mentes jovens.

Juntamente com os impactos económicos, a morbilidade e a mortalidade cada vez maiores devido à COVID-19 constituem o maior revés. O relatório da OMS revelou que a taxa de mortalidade se situa entre 3 e 4% (OMS, 2020b); no entanto, parece que as estatísticas sobre a morbilidade estão subestimadas. [Deblina Roy et al., 2020].

No entanto, como a infeção por COVID-19 é uma doença altamente contagiosa e afectou uma grande população, o número total de mortes causadas por este vírus excedeu o causado por qualquer um dos seus antecessores. Na manhã de 30 de[th] de março de 2020, foi notificado um total de 693 224 casos confirmados em 204 países do mundo; além disso, há 33 106 mortes confirmadas em todo o mundo, tal como comunicado pela OMS (OMS, 2020d).

Como a COVID-19 é uma doença nova e está a ter os efeitos mais devastadores a nível mundial, o seu aparecimento e propagação causam confusão, ansiedade e medo entre o público em geral. O medo é o terreno fértil para o ódio e o estigma. O estigma social surgiu porque certas populações (o povo do nordeste indiano) são apontadas como sendo a causa deste surto (OMS, 2020c). É fundamental evitar este estigma, pois pode levar as pessoas a esconderem a sua doença e a não procurarem imediatamente os cuidados de saúde. A OMS está a fornecer orientação especializada e respostas a perguntas do público, para ajudar as pessoas a gerir o medo, o estigma e a discriminação durante a COVID-19 (OMS, 2020c). À medida que a investigação sobre a COVID-19 prossegue, muitos dos factos continuam a mudar e muitos mitos prevalecem também na população em geral no que diz respeito à prevenção e à gestão da infeção. Numa época de utilização generalizada das redes sociais, estes mitos, juntamente com as notícias falsas sobre o coronavírus, estão também a espalhar-se rapidamente. Estas notícias são por vezes muito perturbadoras para certas pessoas. Assim, vários sítios Web, incluindo a OMS, estão a fornecer informações autênticas e a desmistificar os mitos (OMS, 2020c). Os governos estão também a exortar as pessoas a não partilharem estas mensagens sem verificarem a sua autenticidade.

Desde o início da pandemia do coronavírus, tem-se verificado um aumento da utilização de máscaras e desinfectantes, o que resultou no esgotamento dos recursos no mercado. A escassez de equipamento de proteção individual põe em perigo os trabalhadores da saúde em todo o mundo (OMS, 2020c). A ausência de medidas de proteção adequadas é uma das principais causas de preocupação entre o pessoal médico. Especialmente num país como a Índia, que é um país densamente povoado e sem uma infraestrutura de saúde robusta, é motivo de preocupação. A indisponibilidade de medidas de proteção básicas provoca também um certo grau de pânico no público. Os governos, os meios de comunicação social, os médicos, os investigadores, as celebridades, a polícia e outras partes interessadas da sociedade apelaram ao público para que evitasse reuniões públicas, incluindo desportos, cerimónias religiosas, funções familiares, reuniões e aulas nas escolas, a fim de impedir a propagação global da infeção pelo coronavírus. Apesar destes esforços, muitas pessoas ignoram a importância do distanciamento social devido a questões de atitude.

A ansiedade e as preocupações da sociedade estão a afetar globalmente cada indivíduo em graus variáveis. Dados recentes sugerem que os indivíduos que são mantidos em isolamento e quarentena sentem uma angústia significativa sob a forma de ansiedade, raiva, confusão e sintomas de stress pós-traumático. [Deblina Roy et al., 2020]

IMPORTÂNCIA DA SAÚDE MENTAL

A pandemia de COVID-19 pôs em evidência a saúde mental de várias populações afectadas. Sabe-se que a prevalência de epidemias acentua ou cria novos factores de stress, incluindo o medo e a preocupação consigo próprio ou com os seus entes queridos, restrições ao movimento físico e às actividades sociais devido à quarentena e mudanças súbitas e radicais no estilo de vida. Uma análise recente dos surtos de vírus e das pandemias documentou factores de stress como o receio de infeção, a frustração, o tédio, a insuficiência de recursos, a informação inadequada, as perdas financeiras e o estigma. [Changwon Son et al., 2020]

O stress pode ser explicado como um sentimento de tensão emocional e física que surge de qualquer evento que ameace a nossa homeostase (Selye 1956). Por outro lado, o medo do desconhecido é designado por ansiedade, que é a resposta natural do corpo ao stress (Holland 2018). A depressão é vista como um estado de desinteresse nas actividades diárias. [Usama Rehman et al., 2021]

Devido à natureza súbita do surto e ao poder infecioso do vírus, este irá inevitavelmente causar sérias ameaças à saúde física e à vida das pessoas. Desencadeou também uma grande variedade de problemas psicológicos, como a perturbação de pânico, a ansiedade, a depressão e o stress. A depressão, a ansiedade e o stress afectam o resultado de doenças crónicas como a diabetes mellitus, as doenças cardiovasculares, o cancro e a obesidade. A depressão, a ansiedade e o stress podem afetar toda a população, incluindo os estudantes, e podem afetar o desempenho profissional, a qualidade do sono, as actividades de rotina e a produtividade das vítimas.

A prevalência de depressão, ansiedade e stress é elevada entre a população em geral durante a pandemia de COVID-19. Prevê-se que este número seja mais elevado entre os estudantes universitários durante a pandemia de COVID-19, uma vez que estão expostos a um número excessivo de horas de trabalho, a viver num ambiente académico competitivo e a problemas financeiros. De acordo com um estudo realizado no Canadá, a prevalência da depressão, da ansiedade e do stress é de 39,5%, 23,8% e 80,3%, respetivamente. A prevalência da depressão, da ansiedade e do stress entre os estudantes universitários europeus foi de 39,0%, 47,0% e 35,8%, respetivamente. Na Arábia Saudita, 58,1% da comunidade académica da universidade sofria de ansiedade e 50,2% de depressão. No Paquistão, 57,6% dos estudantes de Medicina sofriam de depressão, 74% de ansiedade e 57,7% de ansiedade. Do mesmo modo, outro estudo no Paquistão revelou que 48%, 68,54% e 53,2% dos estudantes tinham depressão, ansiedade e stress, respetivamente.

A prevalência de depressão, ansiedade e stress entre os estudantes universitários da Malásia foi de 30,7%, 55,5% e 16,6%, respetivamente. Na Etiópia, de acordo com um estudo efectuado em estudantes de medicina de Adis Abeba, 51,30% dos estudantes tinham depressão e 30,10% tinham sintomas de ansiedade.

Estudos anteriores revelaram que o acesso à Internet, a auto-eficácia, a saúde auto-avaliada, a idade, o estado civil e o sexo dos estudantes estavam significativamente associados à depressão. Do mesmo modo, a idade, o ano de estudo, o apoio social, o estado civil e o sexo dos estudantes foram significativamente associados à ansiedade. O desempenho académico, a idade, o estado civil e o sexo foram determinantes para o stress. Embora a COVID-19 possa ter um custo humano significativo, bem como causar medo ao público, perdas económicas e outros resultados adversos, como mencionado anteriormente, é comum que os profissionais de saúde e os gestores se concentrem predominantemente na prevenção e no tratamento da doença, deixando/negligenciando as implicações psicológicas e psiquiátricas secundárias ao fenómeno. Este facto conduz a uma lacuna nas estratégias de resposta e aumenta o peso das doenças associadas. [Wudneh Simegn et al., 2021]

Devido à situação pandémica de longa duração e às medidas onerosas, como as ordens de confinamento e de permanência em casa, a pandemia de COVID-19 tem impactos negativos na população em geral. Assim, pretendemos determinar esses impactos negativos na saúde mental da população em geral na Índia, onde o sofrimento psicológico é menos importante. Os resultados do nosso estudo sublinham a necessidade urgente de desenvolver intervenções e estratégias preventivas para abordar a saúde mental da população indiana

MECANISMOS DE SOBREVIVÊNCIA DURANTE A PANDEMIA DE COVID-19

Para lidar com o stress e a ansiedade impostos pela COVID-19, os seguintes métodos podem ser adaptados. Neste estudo, também avaliámos as estratégias de enfrentamento mais adoptadas pelos participantes.

Auto-gestão

Métodos positivos de lidar com a situação, como meditação e exercícios de respiração, medidas espirituais, manutenção de rotinas e reformulação positiva. Passatempos relaxantes, incluindo exercício físico, desfrutar de serviços de streaming e redes sociais, brincar com animais de estimação, escrever um diário, ouvir música, ler e desenhar.

Procurar apoio de outras pessoas

A comunicação com as suas famílias e amigos foi a principal forma de lidar com o stress e a ansiedade durante a COVID-19. Utilizar frequentemente uma aplicação de reuniões virtuais, como o Zoom, para contactar com amigos e familiares. Receber apoio de um terapeuta profissional e de uma aplicação móvel de serviços de saúde mental. [Changwon Son., 2020]

CAPÍTULO 2: REVISÃO DA LITERATURA

REVISÃO DA LITERATURA

MÉTODO DE REVISÃO DA LITERATURA

O método de revisão integrativa da literatura foi utilizado porque tem muitas vantagens para o revisor académico, incluindo a avaliação da força da evidência científica, a identificação de lacunas na investigação atual, a identificação da necessidade de investigação futura, a ligação entre áreas de trabalho relacionadas, a identificação de questões centrais numa área, a criação de uma questão de investigação, a identificação de um quadro teórico ou concetual e a exploração da metodologia de investigação utilizada com êxito. A revisão integrativa da literatura é uma forma distinta de investigação que gera novos conhecimentos sobre o tópico analisado.

- PROCESSO DE PESQUISA BIBLIOGRÁFICA: -

Palavras chave:- As palavras chave utilizadas foram COVID-19, depressão, ansiedade, stress e inquérito sobre saúde mental.

S.NO	AUTHOR AND YEAR	TYPE OF STUDY	SAMPLE SIZE	STUDY INSTRUMENTS	OUTCOME MEASURES	OUTCOME
1	Chang won son et al., 2020	Cross-sectional study	195	• PSS-10	• Socio -demo graphics • PSS score stressors and • Coping strategies.	71% of students, indicated increased stress and anxiety due to covid -19 outbreak. Stressors:- fear, frustration, boredom, financial loss. Coping strategies:- positive and negative ,support from others.
2	Xiaomei wang et al., 2020	Cross-section al survey online	2031	• PHQ9 • GAD7	• Socio -demo graphics • PHQ score • GAD score	48.14% mod -severe depression. 38.48% - Mild -severe anxiety18.04%-suicidal thoughts. Less than half of the patients were unable to cope up with stress.

3.	Andrew T Gloster et al., 2020	Cross-sectional survey	9565	• PSS-1 0 • MSB S • PAN AS • MHC -SF	• Demo graphics • PSS score • MSBS score • MHC score • Stressors.	11%-higher level of stress, 25%-depression, 33%- high levels of boredom, 50%- wasted a lot of time. 50% of total respondents have moderate mental health.
4.	Nishi Suryavanshi et al., 2020	Cross-section al survey	197	• PHQ- 9 • GAD- 7 • QoL- 1 visual analo gue scale	• Demo graphics • PHQ- 9 Score • GAD- 7 score • QoL score	A high prevalence of symptoms of depression and anxiety and low QoL among Indian HCPs during covid -19 pandemic . Younger ,single HCPs are at higher risk of experiencing combined anxiety and depression
5.	Bhawna Gupta et al., 2020	Cross - sectional online survey	368	• GAD- 7 • Single item sleep quality scale	• Socio -demo graphics • GAD -7 score	7.3%-severe anxiety. 12.5%-min -mod anxiety. 31.5%-poor to fair sleep quality
6.	Deblina Roy et al., 2020	KAP Study	662	• Likert scale	• Demo graphics • Know ledge, attitude and practice regarding covid19	Anxiety levels- high. Moderate levels of knowledge about it. Adequate knowledge on its preventive strategies.

7	Timon Elmer et al., 2020	Cohort study	212	• GAD- 7 • PSS-1 0 • UCL A loneliness scale	• Demo graphics • Personal networks • Covid stressors • Score s of scales used	Friendship ,social support networks didn't change significantly. After the outbreakslightly more anxious ,more depressed , stressed and lonely than earlier.
8	Acchraf Amar et al., 2020	ECLB COVID-19 electronicsurve y	1047	• Quest ionnai res on Demo graphi cs Increased psycholog ical strain survey menta l well being, health status, mood and multi dimen sional life style behav iou	• Demo graphics • Mental well being • Health status • Mood and • Multi dimen sional life style behav iour	Increased psychological strain triggered by COVID- 19 home confinement had a negative impact on mental well-being ,mood and feelings.

9	Usama Reshman et al., 2021	Cross-sectional survey	403	• Family afflunce scale • Response accuracy scale • DASS -21	• Demo graphics • Socio - economic condition of the family • Response accuracy • DASS score	Among different populations students and HCP'S are found to be experiencing stress , anxiety, depression whereas mental HCP'S are mentally normal.
10	Aleksandar Kecojevic et al., 2020	Cross-sectional survey	162	• BSI-1 8 • PSS-1 0	• Socio -demo graphics • BSI score • PSS score	Higher levels of mental health distress , depression associated with difficulties and anxiety
11	Yijing Xiao et al., 2020	Cross-sectional study	1409	• Anonymous questionnaire deployed via Qualtrics	• Demo graphics • Physical and menta l well being • Lifestyle and home environment • Occupational environment	Overall decreased physical and mental well-being status and an increased number of physical and mental health issues following the transition to WFH(work from home

12	Bernardo carpiniello et al., 2020	Cross-sectional survey	452	• Two online questionnaires regarding CMHC and GHPW.	• Health care services during pandemic	Reduction in overall mental well being [stress, anxiety, depression]
13	Leilei Liang et al., 2020	Cross-sectional study	584	• GHQ • PCL-C • SCSQ scale	• Socio-demographics • Knowledge on COVID-19 • GHQ-12 score • PCL-C score • SCSQ score	40.4% of the participants reported having psychological problems. Participants with junior high school or below education had significantly higher scores on the GHQ-12. Business group showed higher PTSD scores than others.
14	Bradley A Evanoff et al., 2020	Web-based survey	5550	• DASS-21 • PFI • Self-report questions • FSSB-SF	• Demographics • Work status • Changes in well-being • DASS-21 score • PFI score	Majority of respondents reported being stressed. Poor supervisor support, a higher number of family/home stressors, and age <40 years are the key factors affecting mental health and well-being of participants.

15	Junfeng Du et al., 2020	Cross-sectional survey	687	• DASS-21 • PSS-14(simplified Chinese version)	• Demographics • Working hours • Media sources for information • DASS-21 score • PSS-14 score • Coping strategies Stressors	Doctors, nurses, and students were vulnerable to anxiety; and other medical staff, students, and economy staff were vulnerable to stress. Major stressors are worries about infecting one's family with COVID-19 , followed by the potential deterioration of their patients' condition and their patients' emotional reaction.
16	Chrysi K Kaparounaki et al., 2020	Cross-sectional survey	1000	• STAI • CES-D • RASS	• Demographics • Anxiety, depression and sedation • Sexuality, sleep and quality of life. • Beliefs in conspiracy theories about COVID-19	Increase in anxiety (73.0%), depression (60.9%) and overall suicidality (20.2%). Quantity of sleep increased in 66.3% but quality worsened in 43.0% . Sexual life worsened in 38.6%. Quality of life worsened in 57.0%.

17	Yao Zhang et al., 2020	Longitudinal survey	66	• IPAQ-S • PSQI • DASS-21 • BPAQ	• Demographics • Physical activity • Sleep quality • Aggressiveness • Negative emotions	The COVID-19 death count showed a direct negative impact on general sleep quality and reduced aggressiveness. It imposed an indirect impact on general negative emotions, stress and anxiety with sleep quality as a mediator
18	Cheng Hu Deng et al., 2020	Web based survey(cross-sectional study	1607	• DASS-21	• Demographics • DASS-21 score • Sports related lifestyle • BMI	Lower DASS-21 scores were significantly correlated with regular exercise, maintaining exercise habits during the outbreak of COVID-19.
19	Lígia Passos et al., 2020	Cross-sectional survey	550	• CAGE • Satisfaction with life scale • GAD-7 • PHQ-2	• Socio-demographics • GAD-7 score • PHQ-2 score • Satisfaction with life scale score • CAGE score	The prevalence of anxiety was 71.3% and of depression was 2 and 23.8% of the sample had both depression and anxiety. 47% .
20	Maria Rosaria Gualano et al., 2020	Cross-sectional study	1515	• GAD-2 • PHQ-2 • Insomnia severity index	• Demographics • Anxiety • Health care access • Sleep quality	Depression and anxiety symptom prevalence was 24.7% and 23.2%; 42.2% had sleep disturbances and, among them, 17.4% reported moderate/severe insomnia.

21	Abdelkrim Janati Idrissi et al., 2020	Cross-sectional study	827	• DBAS-16 • AIS • ESS • HARS • BDI	• Beliefs and attitudes about sleep, sleep disorders, anxiety-related symptoms, and depressive symptoms.	Nearly 82.3% of respondents revealed false beliefs about sleep. A strong positive correlation between knowledge and attitudes about sleep and the prevalence of sleep disorders, anxiety, and depression-related symptoms.
22	Andrew T Gloster et al., 2020	Cross-sectional study	9,565	• PSS • MSBS • PANAS	• Social and psychological predictors • Sociodemographic predictors • Predictors of stress • Predictors of well being	On average about 10% of the sample was languishing from low levels of mental health and about 50% had only moderate mental health. Importantly, three consistent predictors of mental health emerged: social support, education level, and psychologically flexible (vs. rigid) responding.

23	Jenny lee et al., 2021	Survey (Cross-sectional study)	200	• Independent questions(2+14 multiple choice questions)	• Socio-demographics • Identify as a member of LGBTQ+ community • Effect of COVID-19 on mental health, physical health • Most contributing factor on mental health • Mental health care and way of spending the pandemic	Increased anxiety, depression, and feeling of loneliness were found in 60.8%, 54.1%, and 59.8% of the weighted population, respectively. 20% of respondents said that worries about the health of loved ones was their primary concern.
24	N Greenberg et al., 2021	Web-based survey	709	• GAD-7 • PHQ-9 • PCL-6 • AUDIT-C • WEMWBS	• Anxiety • PTSD • Alcohol addiction • Tendency to die or harm oneself • Mental well-being	Almost half of participants (45%) met the threshold for at least one of the following measures: severe depression, PTSD, severe anxiety or problem drinking.

25	Kris Vanhaecht et al., 2021	Cross-sectional study	4509	• Individual questions	• Demographics • Positive and negative mental health symptoms before and during COVID-19	The association between COVID-19 and mental health was generally strongest for the age group 30–49 years, females, nurses and residential care centers.
26	Wenning Fu et al., 2021	Cross-sectional survey	89588	• GAD-7 • MSPSS	• Socio-demographics • Anxiety • Social support	41.1% of the total participants reported anxiety symptoms
27	Hasan Saeed Alamri et al., 2021	Cross-sectional survey	261	• HAD scale	• Demographics • Mental health status • Work-related conditions	The survey findings revealed that 13% of COVID-19 patients had a borderline level of anxiety, 26.8% were considered anxiety cases and 29.9% had a borderline level of depression.
28	Wudneh Simegn et al., 2021	Cross sectional study	423	• DASS -21	• Prevalence of depression ,stress, anxiety • Factors associated with stress,anxiety ,depression	About 46.3% with 95% CI (41.6%, 50.8%) of students reported depression while 52% with 95% CI (47.1%, 56.7%) reported anxiety and about 28.6% with 95% CI (24.6%, 32.9%) reported stress in the current study.

29	Rima Styra et.al., 2021	Cross sectional study	3852	• IES-R • GAD-7 • PHQ-9	• Mental health outcome and insights coping	Moderate/severe scores for symptoms of post- traumatic stress disorder (PTSD) (50.2%), anxiety (24.6%), and depression (31.5%) were observed among HCWs
30	Zijun Xu et.al., 2021	Cross sectional study	1456	• GAD-2 • UCLA-3 • PHQ-2	• Symptoms of depression, anxiety, PTSD were measured.	The prevalence of depressive symptoms, anxiety symptoms, loneliness, and PTSD symptoms were 11.3%, 7.6%, 38.7%, and 33.9%, respectively.
31	Ye Minn Htun et.al., 2021	Cross sectional study	142	• CES-D	• Prevalence of depressive symptoms are measured.	The high prevalence of depressive symptoms, approximately 40%, was found in patients with COVID-19 in the Treatment Center.
32	Sabuj Kanti Mistry et.al., 2021	Cross sectional study	1032	• GAD-15	• Depressive symptoms were measured among older adults in both clinical and community settings	The prevalence of depressive symptoms was significantly higher among the oldest age group (52.7%), females (48.9%), widowed (51.6%), illiterate (43.9%), at the lowest bracket of family income (62.1%), those living alone (68.4%), and receiving COVID-19-related information from health workers (62.5%).

CAPÍTULO 3: METODOLOGIA

METODOLOGIA

DESENHO DO ESTUDO:-Um inquérito transversal. Foi recolhido um formulário do Google e divulgado em diferentes plataformas online, como o Whatsapp e o Gmail.

LOCAL DO ESTUDO:- Este estudo foi realizado através de um inquérito em linha utilizando o questionário do Google forms.

DURAÇÃO DO ESTUDO:-A duração do estudo foi de 6 meses, realizado de 1/12/2021 a 31/5/2022.

CONSIDERAÇÕES ÉTICAS:-Os participantes foram esclarecidos sobre as finalidades e os objectivos da nossa investigação e a sua participação foi totalmente voluntária. Foi obtido o consentimento escrito em linha de todos os participantes antes de responderem às perguntas.

TÉCNICAS DE AMOSTRAGEM: -A técnica de amostragem **"bola de neve"** foi aplicada quando as amostras com as caraterísticas pretendidas não são facilmente acessíveis.

PARTICIPANTES NO ESTUDO:-

CRITÉRIOS DE INCLUSÃO

1. Idade - 18-60 anos.
2. Habilitações literárias - igual ou superior à 10.a classe.
3. Participantes dispostos a participar.
4. País - Índia.
5. Participantes sem doenças psiquiátricas prévias.
6. Participantes com acesso à Internet.

CRITÉRIOS DE EXCLUSÃO

1. Idade - <18 anos e > 60 anos.
2. Educação - <10ª classe ou indivíduos analfabetos.
3. País- Com exceção da Índia.
4. Doentes diagnosticados com qualquer doença psiquiátrica antes da COVID-19.
5. Indivíduos que não querem participar.
6. Participantes sem acesso à Internet.

TAMANHO DA AMOSTRA:-**O** tamanho da amostra estimado, com um intervalo de confiança de 95% e uma margem de 5%, para uma diminuição global do estado de bem-estar físico e mental e um aumento do número de problemas de saúde física e mental após a transição para o trabalho a tempo inteiro, utilizando a calculadora de tamanho de amostra Raosoft, é de 197 para uma população de 400 pessoas

A dimensão da amostra n e a margem de erro E são dadas por

x=Z(c/100)2r(100-r)

n= N x/((N-1)E2 + x)

E=Sqrt[(N - n)x/n(N-1)]

em que N é o tamanho da população, r é a fração de respostas em que está interessado e Z(c/100) é o valor crítico para o nível de confiança c.

INSTRUMENTOS DE ESTUDO:-

O instrumento de estudo utilizado neste estudo é a Escala DASS-21 (Lovibond e Lovibond,1995). A Escala de Depressão, Ansiedade e Stress - 21 Itens (DASS-21) é um conjunto de três escalas de auto-relato concebidas para medir os estados emocionais de depressão, ansiedade e stress. Cada uma das três escalas DASS-21 contém 7 itens, divididos em subescalas com conteúdo semelhante. A escala de depressão avalia a disforia, a desesperança, a desvalorização da vida, a auto-depreciação, a falta de interesse/envolvimento, a anedonia e a inércia. A escala de ansiedade avalia a excitação autonómica, os efeitos nos músculos esqueléticos, a ansiedade situacional e a experiência subjectiva de afeto ansioso. A escala de stress é sensível aos níveis de excitação crónica não específica. Avalia a dificuldade em relaxar, a excitação nervosa e o facto de se sentir facilmente perturbado/agitado, irritável/sobre-reativo e impaciente. As pontuações da depressão, da ansiedade e do stress são calculadas através da soma das pontuações dos itens relevantes.

O DASS-21 baseia-se numa conceção dimensional e não categórica das perturbações psicológicas. O pressuposto em que se baseou o desenvolvimento da DASS-21 (e que foi confirmado pelos dados da investigação) é o de que as diferenças entre a depressão, a ansiedade e o stress experimentados por sujeitos normais e populações clínicas são essencialmente diferenças de grau. O DASS-21 não tem, portanto, implicações diretas na atribuição de pacientes a categorias diagnósticas discretas postuladas em sistemas de classificação como o DSM (Diagnostic and

SEVERITY	STRESS	DEPRESSION	ANXIETY
Normal	0-9	0-7	0-14
Mild	10-13	8-9	15-18
Moderate	14-20	10-14	19-25
Severe	21-27	15-19	26-33
Extremely severe	28+	20+	34+

Statistical manual for Mental disorders) e CID (Classificação Internacional de Doenças).

As pontuações de corte recomendadas para os rótulos de gravidade convencionais (normal, moderado, grave) são as seguintes

NB As pontuações no DASS-21 terão de ser multiplicadas por 2 para calcular a pontuação final.

RECOLHA DE DADOS :-

O método de recolha de dados primários foi utilizado para recolher dados sob a forma de formulários em linha do Google.

PARTE 1: DADOS DEMOGRÁFICOS

Dados demográficos:-Nos dados demográficos, recolhemos dados relativos ao sexo, idade, educação, profissão, estado civil, nacionalidade.

PARTE 2: ESTADO DE SAÚDE

O estado de saúde do estudo incluiu as perguntas sobre o diagnóstico prévio de COVID-19 e qualquer doença psiquiátrica, como depressão, distúrbios do sono, distúrbios gerais de ansiedade.

PARTE 3: QUESTIONÁRIO DASS -21

Este inclui 21 perguntas utilizadas para calcular a pontuação do stress, da ansiedade e da depressão.

PARTE 4: VARIÁVEIS PANDÉMICAS

As variáveis pandémicas do estudo incluíam as perguntas sobre a dificuldade em obter bens de primeira necessidade, a situação profissional e sobre a morte do ente querido, as estratégias para lidar com o stress/ansiedade/depressão.

ANÁLISE DE DADOS:-

A cada uma das respostas às perguntas da escala DASS-21 foi atribuída uma pontuação adequada. Os dados quantitativos foram representados em frequências e percentagens. A associação entre saúde mental, idade, sexo, estado civil, fluxo e entre saúde mental, stress, depressão e ansiedade foi estimada através do teste do Qui-quadrado. O nível de significância considerado foi de $p<0,05$. Para a análise, foi utilizado o Jeffrey's Amazing Statistical Programme (JASP, versão 0.16.0).

CAPÍTULO 4: RESULTADOS

RESULTADOS

CARACTERÍSTICAS **SÓCIO-DEMOGRÁFICAS-**

Duzentas e vinte pessoas participaram no inquérito em linha, com uma taxa de resposta de 100%. Cento e quarenta e seis (66,3%) eram do sexo feminino e setenta e quatro (33,6%) eram do sexo masculino, tendo-se verificado que a percentagem de mulheres era superior à de homens.

Cento e noventa participantes (90,4%) tinham idades compreendidas entre os 18 e os 25 anos, dezoito (8,1%) entre os 25 e os 40 anos e apenas dois (0,9%) entre os 40 e os 60 anos

Dos duzentos e vinte, cento e quarenta e quatro participantes (65,4%) estavam no curso de medicina e setenta e seis (34,5%) estavam no curso de não medicina. Vinte e sete (12,2%) eram casados e cento e noventa e dois (87,2%) eram solteiros.

Foram excluídos os participantes com idade superior a 60 anos, bem como dois participantes que optaram por não participar no inquérito.

Tabela 1:-Caraterísticas sócio-demográficas dos inquiridos:-

S.no	Characteristics	Frequency(%) N(%)
1	Gender	
	male	74(33.6)
	female	146(66.3)
2	Age	
	18-25	199(90.4)
	25-40	18(8.1)
	40-60	2(0.9)
3	Stream	
	Medical	144(65.6)
	Non-medical	76(34.5)
4	Marital status	
	married	27(12.2)
	Un married	192(87.2)

Quadro 2:-Distribuição da gravidade do stress/depressão/ansiedade nos inquiridos:-

s.no	Characteristics	Stress N(%)	Depression N(%)	Anxiety N(%)
1.	Extremely severe	5(2.27)	10(4.54)	12(5.45)
2.	Severe	8(3.63)	9(4.09)	19(8.63)
3.	Moderate	21(9.54)	31(14.09)	55(25)
4.	Mild	30(13.6)	36(16.36)	22(10)
5.	Normal	156(70.9)	134(60.90)	112(50.9)

Dos 220, 64 participantes sofriam de stress (5 eram extremamente graves, 8 eram graves, 21 eram moderados, 30 eram ligeiros), 86 (10 eram extremamente graves, 9 eram graves, 31 eram moderados, 36 eram ligeiros) sofriam de depressão, 108 (12 eram extremamente graves, 19 eram graves, 55 eram moderados, 22 eram ligeiros) sofriam de ansiedade.

Quadro 3:-Distribuição da gravidade do stress/depressão/ansiedade em função do sexo

S.no	severity	male			female		
		Stress N(%)	Depression N(%)	Anxiety N(%)	Stress N(%)	Depression N(%)	Anxiety N(%)
1.	Extremely severe	2(40)	4(40)	2(16.6)	3(60)	6(60)	10(83.3)
2	Severe	2(25)	3(33.3)	3(15.7)	6(75)	6(66.6)	16(84.2)
3	Moderate	4(19)	8(25.8)	18(32.7)	17(80.9)	23(74.1)	37(67.2)
4	mild	8(26.6)	10(27.7)	8(18.1)	22(73.3)	26(72.2)	14(81.8)
5	Normal	58(37.1)	49(36.5)	47(41.9)	98(62.8)	85(63.4)	65(58)

Dos 220 participantes, 146 eram do sexo feminino e 74 do sexo masculino. Entre os 146 do sexo feminino, 81 (extremamente grave-3, grave-6, moderado-17, ligeiro-22) sofriam de stress. 61 (extremamente grave-6, 6 em grave-6, moderado-23, ligeiro-26) sofriam de depressão e 48 (extremamente grave-10, grave-16, moderado-37, ligeiro-14) de ansiedade.(Entre 74 homens, 16 (extremamente severo -2, severo-2, moderado-4, leve-8) estavam em stress, 25 (extremamente severo-4, severo-3, moderado-8, leve-10) estavam em depressão, 16 (extremamente severo-2, severo-3, moderado-18, leve-8) estavam em ansiedade.

Quadro 4:-Distribuição da gravidade do stress/depressão/ansiedade em função da idade

s.no	severity	Age	Stress N(%)	Depression N(%)	Anxiety N(%)
1	Extremely severe	18-25	5(100%)	10(100%)	12(100%)
2.	Severe	18-25	8(100%)	9(100%)	19(100%)
3.	Moderate	18-25	20(95.2)	29(93.5)	52(94.5)
		25-40	1(4.762)	2(6.4)	2(3.6)
		40-60	_---	_---	1(1.8)
4.	Mild	18-25	29(9.6)	33(91.6)	21(95.4)
		25-40	1(3.3)	3(8.3)	1(4.5)
5	Normal	18-25	137(87.8)	118(88)	95(84.8)
		25-40	16(10.2)	13(9.7)	15(13.3)
		40-60	2(1.2)	2(1.4)	1(0.8)

Dos 220 participantes, 62 tinham idades compreendidas entre os 18 e os 25 anos (extremamente grave - 5, grave - 8, moderado - 20, ligeiro - 29), 2 pessoas tinham idades compreendidas entre os 25 e os 40 anos sem stress, 81 participantes com idades compreendidas entre os 18 e os 25 anos (extremamente grave - 10, grave - 9, moderado - 29, ligeiro - 33), 5 participantes com idades compreendidas entre os 25 e os 40 anos (moderado - 2, ligeiro - 3) estavam deprimidos. 104 participantes do grupo etário dos 18-25 anos (extremamente grave - 12, grave - 19, moderado - 52, ligeiro - 21), 3 inquiridos do grupo etário dos 25-40 anos (moderado - 2, ligeiro - 1), 1 inquirido (grave) do grupo etário dos 40-60 anos sofria de ansiedade.

Tabela 5:-Distribuição da gravidade do stress/depressão/ansiedade com base no fluxo

S.no	Severity	Stream	Stress N(%)	Depression N(%)	Anxiety N(%)
1	Extremely severe	Medical	4(80)	7(70)	11(97.6)
		Non-medical	1(20)	3(30)	1(8.3)
2	Severe	Medical	5(62.5)	7(77.7)	15(78.9)
		Non-medical	3(37.5)	2(22.2)	4(21.1)
3	Moderate	Medical	17(80.9)	24(77.4)	38(69.1)
		Non-medical	4(19.1)	7(22.5)	17(30.9)
4	Mild	Medical	21(70)	24(66.6)	19(86.3)
		Non-medical	9(30)	12(33.3)	3(73.6)
5	Normal	Medical	97(62.7)	82(67.7)	61(54.4)
		Non-medical	59(37.8)	52(38.8)	51(45.5)

Dos 220 inquiridos, os participantes médicos: -47 (extremamente grave-4, grave-5, moderado-17, ligeiro-21) sofriam de stress, 62 (extremamente grave-7, grave-7, moderado-24, ligeiro-24) sofriam de depressão, 83 (extremamente grave-11, grave-15, moderado-38, ligeiro-19) sofriam de ansiedade

Participantes não médicos:-17(extremamente grave-1,grave-3, moderado-4,ligeiro-9,)estavam em stress,24(extremamente grave-3, grave-2,moderado-7,ligeiro-12)estavam em depressão,25(extremamente grave-1,grave-4,moderado-17,ligeiro-3)estavam em ansiedade.

Quadro 6:-Distribuição da gravidade do stress/depressão/ansiedade com base no estado civil

S.no	Severity	Marital status	Stress N(%)	Depression N(%)	Anxiety N(%)
1	Extremely severe	Married	1(20)	1(10)	0
		Unmarried	4(80)	9(90)	12(100)
2	Severe	Married	0	1(11.1)	3(15.7)
		Unmarried	8(100)	8(88.8)	16(84.2)
3.	Moderate	Married	4(19)	1(3.2)	5(9)
		Unmarried	17(80.9)	30(96.7)	50(90.9)
4.	Mild	Married	1(3.3)	5(13.8)	2(9)
		Unmarried	29(96.6)	31(86.1)	20(90.9)
5.	Normal	Married	21(13.4)	19(14.1)	17(15.1)
		Unmarried	134(85.8)	114(85.5)	94(83.9)

Dos 220 inquiridos, Casados:-6(extremamente grave-1,grave-0,moderado-4,ligeiro-1) estavam em stress, 8(extremamente grave-1,grave-1,moderado-1,ligeiro-5)estavam em depressão, 10(extremamente grave-2,grave-3,moderado-5,ligeiro-2)estavam em ansiedade.

Solteiros:-58 (extremamente grave-4, grave-8, moderado-17, ligeiro-29) sofriam de stress, 78 (extremamente grave-9, grave 8, moderado-30, ligeiro-31) sofriam de depressão, 98 (extremamente grave-12, grave-16, moderado-50, ligeiro-20) sofriam de ansiedade.

Quadro 7:- Associação entre saúde mental (stress/depressão/ansiedade) e dados sócio-demográficos:-

S.no	Variables	P-value		
		stress	depression	anxiety
1.	Gender	0.71	0.71	0.03
2.	Age	0.96	0.97	0.54
3.	Stream	0.44	0.44	0.03
4.	Marital status	0.31	0.55	0.46

*Level ofsignificant at P-value <0.05

A Tabela 7 mostra que não há associação significativa entre os níveis de stress, depressão e sexo, faixa etária, curso, estado civil, assim como não há associação significativa entre o nível de ansiedade e a faixa etária, estado civil. Existe uma associação significativa entre o nível de ansiedade e o género, o curso, as mulheres mostraram um nível mais elevado de ansiedade com um valor de P de 0,03, os participantes que frequentam o curso de medicina mostraram um nível mais elevado de ansiedade com um valor de P de 0,03.

VARIÁVEIS PANDÉMICAS:-

Neste estudo, avaliámos também a percentagem de inquiridos que tiveram dificuldade em obter bens de primeira necessidade e os que sofreram a morte de entes queridos, bem como a situação profissional dos inquiridos ou dos seus familiares. Dos 220 participantes, 160 (72,2%) pessoas ou os seus familiares tiveram dificuldades em obter bens de primeira necessidade e 137 (62,2%) pessoas perderam os seus entes queridos. A situação profissional dos 101 (45,0%) inquiridos manteve-se inalterada, 97 (44,1%) inquiridos sofreram uma redução salarial, 7 (3,1%) inquiridos foram reformados e 12 inquiridos foram despedidos.

ESTRATÉGIAS DE SOBREVIVÊNCIA:-

Dos 220 participantes, 73 (33,1%) foram capazes de lidar com o seu stress/depressão/ansiedade ouvindo música, 37 (16,8%) usufruindo das redes sociais/serviços de streaming, 36 (16,3%) praticando ioga/exercício/qualquer atividade física, 25 (11,3%) foram capazes de lidar com o apoio da família, 23 (10,4%) através do apoio de amigos, 10 seguindo medidas espirituais, permanecendo na plantação, brincando com animais de estimação, jogando como estratégias de enfrentamento para melhorar a sua saúde mental.

CAPÍTULO 5: DEBATE

DISCUSSÃO

O principal objetivo do nosso estudo é descobrir a presença e a gravidade do stress, da depressão e da ansiedade nos indivíduos devido à pandemia de COVID-19. Utilizámos a escala DASS-21 para avaliar o stress, a depressão e a ansiedade.

Verificámos que a ocorrência de ansiedade (49,1%) excedeu a de depressão (39,1%) que, por sua vez, excedeu a ocorrência de stress (22,4%) no total dos participantes. A nossa percentagem de ansiedade foi inferior à de outros estudos (Wang et al, Bhawna et al, Chrysi et al, Ligia et al, Jenny et al, Wudneh et al e Nishi et al), ao passo que foi superior à de alguns deles (Maria et al, Wenning et al, Hasan et al e Junfeng et al). A prevalência de depressão no nosso estudo varia em relação a outros estudos, sendo mais baixa em comparação com (Wang et al, Chrysi et al, Jenny et al, Wudneh et al e Nishi et al) e mais alta em comparação com (Ligia et al, Maria et al, Hasan et al e Junfeng et al). A prevalência de stress no nosso estudo foi inferior à do estudo de Wudneh et al (28,6%) e superior à do estudo de Junfeng et al (13,7%).

Mais participantes apresentaram níveis moderados de ansiedade (50,9%). Wang et al referiram ansiedade ligeira-grave na maioria dos participantes, enquanto bhawna et al apresentaram uma percentagem mais elevada (50%) de níveis mínimos de ansiedade. Ligia et al mostraram 43,1% de ansiedade ligeira, enquanto nishi et al referiram que 29% dos participantes tinham ansiedade moderada-grave.

Entre os participantes com sintomas de depressão e stress, o nível ligeiro é o predominante (41,9% e 66,7%, respetivamente). Num estudo de Wang et al, a maioria dos participantes com depressão apresentava um nível moderado-grave (48%), tal como num estudo de Nishi et al, que também mostrou 22% dos participantes com depressão moderada-grave. Os níveis predominantes de stress (ligeiro), depressão (ligeiro) e ansiedade (moderado) no nosso estudo foram semelhantes aos de um estudo de Usama et al.

A razão pela qual a ansiedade é o problema de saúde mental mais prevalente pode dever-se ao facto de esta pandemia ter trazido tanto medo do desconhecido para as nossas vidas e de não termos certezas quanto ao futuro, como os benefícios e os efeitos adversos da vacinação, o tratamento da infeção por COVID-19 e o aparecimento de novas estirpes.

As variações nos resultados entre o nosso estudo e outros estudos são atribuídas aos instrumentos de estudo utilizados, à dimensão da amostra, ao país do estudo e aos padrões de confinamento, às medidas preventivas tomadas nesses países e ao momento da recolha de dados, que pode ser na fase inicial ou final da pandemia. Por exemplo, um estudo realizado no Texas, Estados Unidos da América, por Wang et al, utilizou as escalas PHQ-9 e GAD-7 e a dimensão da amostra foi de 2031 pessoas. A escala GAD-07 foi uma escala comummente utilizada para avaliar a ansiedade por estudos como Nishi et al, Bhawna et al, Timon et al, Ligia et al, Maria et al, Greenberg et al, Wenning et al, Rima et al e Sabuj et al (GAD-15).

Considerando o sexo dos participantes, as mulheres estavam mais deprimidas, stressadas e ansiosas do que os homens. Esta conclusão do nosso estudo foi semelhante à de (wudneh e junfeng). Os níveis mais predominantes de stress e de depressão, tanto nos homens como nas mulheres, foram considerados ligeiros e os de ansiedade foram moderados. Este resultado é semelhante ao de um estudo indiano realizado por Usama et al, mas encontrámos uma associação significativa entre o sexo e a ansiedade, ao passo que nesse estudo não existe uma associação significativa entre o sexo e o stress/depressão/ansiedade. Os níveis de ansiedade mais elevados no sexo feminino, em comparação com os do sexo masculino, foram um resultado comum na maioria dos estudos (Bhawna ligia wenning hasan) e os homens tinham menos probabilidades de apresentar níveis de stress mais elevados, de acordo com um estudo de Aleksandar et al.

A razão para o facto de as mulheres serem mais afectadas psicologicamente pode ser explicada de acordo com algumas evidências que sugerem que o ciclo reprodutivo feminino pode ter um papel na prevalência acentuada de doenças mentais entre as mulheres. As flutuações intensas de estrogénio e progesterona durante o ciclo menstrual estão relacionadas com alterações nos efeitos neuroprotectores das hormonas, o que pode aumentar a cronicidade associada aos problemas de saúde mental. Este facto pode também estar relacionado com o menor risco de desenvolvimento de doenças mentais nos homens, devido ao acesso diferenciado a serviços de saúde adequados. As crenças meta-cognitivas sobre a incontrolabilidade, as vantagens e o facto de se evitar a preocupação podem também contribuir para a maior prevalência de doenças mentais nas mulheres do que nos homens (Wudneh et al).

No que diz respeito à idade dos participantes, a maioria dos stressados, ansiosos e deprimidos tinha menos de 18-25 anos. A explicação possível pode dever-se aos desafios do desenvolvimento durante a adolescência, que podem provocar mais ansiedade nos adultos mais jovens. Em contraste com este facto, Wenning et al referiram níveis mais elevados de ansiedade em indivíduos com idades compreendidas entre os 26 e os 30 anos e Hasan et al mostraram que os indivíduos com idades compreendidas entre os 25 e os 34 anos eram altamente ansiosos, enquanto Wudneh demonstrou uma associação entre a idade (18-23 anos) e a ansiedade. A ocorrência de ansiedade foi maior nos participantes com mais de 40 anos do que nos com idades compreendidas entre os 25 e os 40 anos. Entre os indivíduos com idades compreendidas entre os 25 e os 40 anos, a depressão era mais elevada do que a ansiedade e o stress. Um estudo de Kris et al demonstrou que a associação significativa entre a COVID-19 e a saúde mental era mais forte nos indivíduos com idades compreendidas entre os 30 e os 49 anos. Um estudo indiano efectuado por Nishi et al referiu que os profissionais de saúde mais jovens (</= 30 anos) apresentavam depressão moderada-grave (30%) e 14% dos adultos com mais de 40 anos apresentavam depressão moderada-grave.

No que diz respeito ao fluxo dos participantes, os que se encontravam no fluxo médico estavam sujeitos a mais stress, depressão e ansiedade do que os que se encontravam no fluxo não médico. Do mesmo modo, Hasan et al revelaram níveis de ansiedade mais elevados entre os profissionais de saúde do que entre os não profissionais. Em contraste com isto, Wudneh et al descreveram os domínios não relacionados com a saúde como sendo mais ansiosos. De acordo com um inquérito realizado por Junfeng et al, as profissões mais vulneráveis à depressão são o pessoal médico e os estudantes. Os médicos, os enfermeiros e os estudantes eram vulneráveis à ansiedade; e o restante pessoal médico, os estudantes e o pessoal económico eram vulneráveis ao stress. No nosso estudo, a gravidade mais comum do stress, tanto para o pessoal médico como para o pessoal não médico, foi ligeira e a da ansiedade foi moderada. Os níveis ligeiros e moderados de depressão distribuíram-se igualmente entre os indivíduos do ramo médico. Os participantes das equipas não médicas apresentaram níveis ligeiros de depressão.

Os indivíduos sob fluxo médico estavam mais ansiosos, uma vez que se encontravam entre os guerreiros da linha da frente da pandemia, que testemunharam principalmente a morte de doentes e o aumento do número de casos de infeção por COVID-19. Além disso, têm conhecimentos sobre a gravidade, a transmissão e o tratamento da infeção, pelo que, como havia taxas de transmissão mais elevadas e falta de tratamento adequado, o medo e a ansiedade eram elevados nesses participantes. Outras razões para os níveis de ansiedade mais elevados podem ser atribuídas à mudança de ambiente de trabalho, à implementação do ensino em linha, à incerteza quanto aos exames e à educação, aos problemas de imigração, à falta de fornecimentos e de acesso à Internet e à redução dos rendimentos/perda de emprego.

Tendo em conta o estado civil dos participantes, os solteiros apresentaram mais stress, depressão e ansiedade do que os casados. Este facto é semelhante ao estudo de Nishi et al, que refere que as probabilidades de depressão e ansiedade combinadas são 2,37 vezes mais elevadas entre os profissionais de saúde solteiros do que entre os casados. Entre os indivíduos casados, observaram-se níveis moderados de ansiedade e stress e os de depressão eram ligeiros. Os solteiros estavam sujeitos a mais ansiedade do que depressão e stress. Os níveis de gravidade da depressão e do stress nos solteiros eram ligeiros e os da ansiedade eram moderados.

No nosso estudo, encontrámos uma associação significativa entre o género e a ansiedade ($p<0,05$). Isto significa que a ansiedade está dependente do género. Esta associação foi estabelecida utilizando o teste do Qui-quadrado. Alguns estudos encontraram uma associação semelhante entre o género e as variáveis de saúde mental, como o de Wang et al com a depressão ($p<0,001$), o de Bhawna et al entre o sexo feminino e a ansiedade através do teste do qui-quadrado ($p<0,01$), o de Ligia et al e o de Maria et al que associaram o género à ansiedade e o de Bradley et al que referiu uma associação significativa entre o género e a depressão moderada-grave e a ansiedade.

Também encontrámos uma associação significativa entre o fluxo dos participantes e a ansiedade ($p<0,05$). Isto indica que a ansiedade e o fluxo são dependentes.

Um estudo indiano realizado por Usama et al. revelou que foi observada uma diferença significativa ($F = 5,06$, $p < 0,01$) entre os diferentes tipos de profissionais no que se refere ao stress, às pontuações de ansiedade ($F = 6,28$, $p < 0,01$) e também à depressão ($F = 5,88$, $p < 0,01$).

Não encontrámos qualquer associação significativa entre a idade/estado civil e o stress/depressão/ansiedade. Contrariamente a este facto, Maria et al mostraram uma associação significativa entre o estado civil e a ansiedade e a depressão; a idade e a depressão. Wenning et al registaram uma associação entre a idade e a prevalência de ansiedade. Bradley et al associaram a idade e o estado civil à probabilidade de depressão e ansiedade moderadas a graves.

Através deste estudo, quisemos também conhecer as estratégias de coping mais frequentemente adoptadas para qualquer tipo de sofrimento psicológico. Consequentemente, identificámos a audição de música (33,1%) como a estratégia mais utilizada, seguida da utilização das redes sociais/serviços de streaming (16,8%) e da prática de ioga/exercício/qualquer atividade física (16,3%).

Junfeng et al referiram que as principais estratégias de sobrevivência são a adoção de medidas de proteção, a aquisição de conhecimentos sobre a COVID-19 e a participação em actividades recreativas. Wang et al revelaram que a maioria dos participantes (67%) escolheu o apoio da comunidade/família/amigos e depois a utilização da tecnologia (32%) e outras actividades como o exercício físico, a dieta, actividades relaxantes como a meditação, ouvir música, etc., para lidar com qualquer tipo de sofrimento psicológico.

LIMITAÇÕES

O nosso estudo tem algumas limitações, tais como uma pequena dimensão da amostra e o facto de a maioria da amostra do estudo pertencer ao Estado de Andhra Pradesh, o que impede a generalização do nosso estudo. Uma grande parte da população foi impedida de participar devido à falta de telemóvel, de acesso à Internet e de qualificação para o estudo. Trata-se de um inquérito transversal, pelo que a relação temporal entre o resultado (stress, depressão e ansiedade) e a exposição (COVID-19) não pode ser determinada porque ambos são examinados ao mesmo tempo. O nosso estudo também foi sujeito a vieses de auto-relato e de resposta. Utilizámos uma amostragem tipo bola de neve, que não é uma técnica de amostragem aleatória, pelo que os dados não seriam representativos de toda a população.

CAPÍTULO 6: CONCLUSÃO

CONCLUSÃO:

O nosso estudo é o primeiro a investigar a presença e a gravidade do stress, da depressão e da ansiedade. Descobrimos que a ansiedade é o problema prevalecente entre os participantes e que o facto de serem do sexo feminino e estarem sob vigilância médica está associado à ansiedade. Os adultos solteiros e mais jovens, com idades compreendidas entre os 18 e os 25 anos, também apresentavam um maior sofrimento psicológico. Observámos também que ouvir música, desfrutar dos meios de comunicação social/serviços de streaming e praticar ioga/atividade física/exercício são as estratégias de sobrevivência mais frequentemente adoptadas. É necessário aumentar a sensibilização para a importância de consultar/obter apoio de profissionais de saúde mental para um diagnóstico e tratamento adequados de qualquer tipo de sofrimento psicológico. As mulheres precisam de uma atenção especial, uma vez que são mais vulneráveis do que os homens. Por último, os decisores políticos também precisam de se preocupar com os adultos mais jovens, sobretudo estudantes e indivíduos sob cuidados médicos.

CAPÍTULO 7: REFERÊNCIAS

REFERÊNCIAS

Lovibond, P. F., & Lovibond, S. H. (1995). The structure of negative emotional states: comparison of the Depression Anxiety Stress Scales (DASS) with the Beck Depression and Anxiety Inventories. Behavior research and therapy, 33(3), 335-343. https://doi. org/10.1016/0005-7967(94)00075-u

Filho, C., Hegde, S., Smith, A., Wang, X., & Sasangohar, F. (2020). Efeitos do COVID-19 na saúde mental dos estudantes universitários nos Estados Unidos: Estudo de inquérito por entrevista. Journal of medical Internet research, 22(9), e21279. https://doi.org/10.2196/21279

Wang, X., Hegde, S., Son, C., Keller, B., Smith, A., & Sasangohar, F. (2020). Investigando a saúde mental de estudantes universitários dos EUA durante a pandemia COVID-19: Cross-Sectional Survey Study. Jornal de investigação médica na Internet, 22(9), e22817. https://doi.org/10.2196/22817

Gloster, A. T., Lamnisos, D., Lubenko, J., Presti, G., Squatrito, V., Constantinou, M., Nicolaou, C., Papacostas, S., Aydin, G., Chong, Y. Y., Chien, W. T., Cheng, H. Y., Ruiz, F. J., Garcia-Martin, M. B., Obando-Posada, D. P., Segura-Vargas, M. A., Vasiliou, V. S., McHugh, L., Hofer, S., Baban, A., ... Karekla, M. (2020). Impacto da pandemia COVID-19 na saúde mental: Um estudo internacional. PloS one, 15(12), e0244809. https://doi.org/10.1371/journal.pone.0244809

Suryavanshi, N., Kadam, A., Dhumal, G., Nimkar, S., Mave, V., Gupta, A., Cox, S. R., & Gupte, N. (2020). Saúde mental e qualidade de vida entre os profissionais de saúde durante a pandemia COVID-19 na Índia. Cérebro e comportamento, 10(11), e01837. https://doi.org/10.1002/brb3.1837

Roy, D., Tripathy, S., Kar, S. K., Sharma, N., Verma, S. K., & Kaushal, V. (2020). Estudo do conhecimento, atitude, ansiedade e necessidade percebida de cuidados de saúde mental na população indiana durante a pandemia COVID-19. Revista asiática de psiquiatria, 51, 102083. https://doi.org/10.1016/j.ajp.2020.102083

Elmer, T., Mepham, K., & Stadtfeld, C. (2020). Estudantes em confinamento: Comparações das redes sociais e da saúde mental dos alunos antes e durante a crise do COVID-19 na Suíça. PloS one, 15(7), e0236337. https://doi.org/10.1371/journal.pone.0236337

Kecojevic, A., Basch, C. H., Sullivan, M., & Davi, N. K. (2020). O impacto da epidemia de COVID-19 na saúde mental de estudantes de graduação em Nova Jersey, estudo transversal. PloS one, 15(9), e0239696. https://doi.org/10.1371/journal.pone.0239696

Carpiniello, B., Tusconi, M., Zanalda, E., Di Sciascio, G., Di Giannantonio, M., & Comité Executivo da Sociedade Italiana de Psiquiatria (2020). Psiquiatria durante a pandemia de Covid-19: um inquérito aos departamentos de saúde mental em Itália. BMC psychiatry, 20(1), 593. https://doi. org/10.1186/s12888-020-02997-z

Ammar, A., Brach, M., Trabelsi, K., Chtourou, H., Boukhris, O., Masmoudi, L., Bouaziz, B. Bentlage, E., How, D., Ahmed, M., Müller, P., Müller, N., Aloui, A., Hammouda, O., Paineiras-Domingos, L. L., Braakman-Jansen, A., Wrede, C., Bastoni, S., Pernambuco, C. S., Mataruna, L., ... Hoekelmann, A. (2020). Efeitos do COVID-19 Home O confinamento no comportamento alimentar e na atividade física: Resultados do Inquérito Internacional Online ECLB-COVID19. Nutrients, 12(6), 1583. https://doi.org/10.3390/nu12061583

Gupta, B., Sharma, V., Kumar, N., & Mahajan, A. (2020). Ansiedade e sono Distúrbios entre os profissionais de saúde durante a pandemia de COVID-19 na Índia: Cross-Sectional Online Survey. JMIR public health and surveillance, 6(4), e24206. https://doi.org/10.2196/24206

Liang, L., Ren, H., Cao, R., Hu, Y., Qin, Z., Li, C., & Mei, S. (2020). O efeito do COVID-19 na saúde mental dos jovens. The Psychiatric quarterly, 91(3), 841-852. https://doi.org/10.1007/s11126-020-09744-3

Evanoff, B. A., Strickland, J. R., Dale, A. M., Hayibor, L., Page, E., Duncan, J. G., Kannampallil, T., & Gray, D. L. (2020). Fatores pessoais e relacionados ao trabalho associados ao bem-estar mental durante a resposta COVID-19: Inquérito aos cuidados de saúde e outros trabalhadores. Jornal de pesquisa médica na Internet, 22(8), e21366. https://doi.org/10.2196/21366

Greenberg, N., Weston, D., Hall, C., Caulfield, T., Williamson, V., & Fong, K. (2021). Saúde mental da equipe que trabalha em terapia intensiva durante a Covid-19. Medicina ocupacional (Oxford, Inglaterra), 71(2), 62-67. https://doi. org/10.1093/occmed/kqaa220

Du, J., Mayer, G., Hummel, S., Oetjen, N., Gronewold, N., Zafar, A., & Schultz, J. H. (2020). Carga de saúde mental em diferentes profissões durante a fase final do bloqueio COVID-19 na China: Cross-sectional Survey Study. Journal of medical Internet research, 22(12), e24240. https://doi.org/10.2196/24240

Kaparounaki, C. K., Patsali, M. E., Mousa, D. V., Papadopoulou, E., Papadopoulou, K., & Fountoulakis, K. N. (2020). Saúde mental dos estudantes universitários em meio à quarentena COVID-19 na Grécia. Pesquisa em psiquiatria, 290, 113111. https://doi. org/10.1016/j.psychres.2020.113111

Zhang, Y., Zhang, H., Ma, X., & Di, Q. (2020). Problemas de saúde mental durante as pandemias COVID -19 e os efeitos de mitigação do exercício: Um estudo longitudinal de estudantes universitários na China. Revista internacional de investigação ambiental e saúde pública, 17(10), 3722. https://doi.org/10.3390/ijerph17103722

Deng, C. H., Wang, J. Q., Zhu, L. M., Liu, H. W., Guo, Y., Peng, X. H., Shao, J. B., & Xia, W. (2020). Associação de educação física baseada na web com saúde mental de estudantes universitários em Wuhan durante o surto de COVID-19: Cross-Sectional Survey Study. Journal of medical Internet research, 22(10), e21301. https://doi.org/10.2196/21301

Passos, L., Prazeres, F., Teixeira, A., & Martins, C. (2020). Impacto na Saúde Mental Devido à Pandemia COVID-19: Estudo Transversal em Portugal e no Brasil. Revista internacional de investigação ambiental e saúde pública, 17(18), 6794. https://doi.org/10.3390/ijerph17186794

Gualano, M. R., Lo Moro, G., Voglino, G., Bert, F., & Siliquini, R. (2020). Efeitos do bloqueio da Covid-19 na saúde mental e distúrbios do sono na Itália. Revista internacional de pesquisa ambiental e saúde pública, 17(13), 4779. https://doi.org/10.3390/ijerph17134779

Janati Idrissi, A., Lamkaddem, A., Benouajjit, A., Ben El Bouaazzaoui, M., El Houari, F., Alami, M., Labyad, S., Chahidi, A., Benjelloun, M., Rabhi, S., Kissani, N., Zarhbouch, B., Ouazzani, R.,

Kadiri, F., Alouane, R., Elbiaze, M., Boujraf, S., El Fakir, S., & Souirti, Z. (2020). Qualidade do sono e saúde mental no contexto da pandemia e bloqueio COVID-19 em Marrocos. Medicina do sono, 74, 248-253. https://doi.org/10.1016/j.sleep.2020.07.045

Xiao, Y., Becerik-Gerber, B., Lucas, G., & Roll, S. C. (2021). Impactos do trabalho em casa durante a pandemia de COVID-19 no bem-estar físico e mental do escritório Utilizadores de estações de trabalho. Journal of occupational and environmental medicine, 63(3), 181-190. https://doi. org/10.1097/JOM. 0000000000002097

Rehman, U., Shahnawaz, M. G., Khan, N. H., Kharshiing, K. D., Khursheed, M., Gupta, K., Kashyap, D., & Uniyal, R. (2021). Depressão, ansiedade e estresse entre os índios em tempos de bloqueio da Covid-19. Revista comunitária de saúde mental, 57(1), 42-48. https://doi. org/10.1007/s10597-020-00664-x

Lee, J., Solomon, M., Stead, T., Kwon, B., & Ganti, L. (2021). Impacto do COVID-19 na saúde mental de estudantes universitários dos EUA. BMC psychology, 9(1), 95. https://doi.org/10.1186/s40359-021-00598-3

Greenberg, N., Weston, D., Hall, C., Caulfield, T., Williamson, V., & Fong, K. (2021). Saúde mental da equipe que trabalha em terapia intensiva durante a Covid-19. Medicina ocupacional (Oxford, Inglaterra), 71(2), 62-67. https://doi. org/10.1093/occmed/kqaa220

Vanhaecht, K., Seys, D., Bruyneel, L., Cox, B., Kaesemans, G., Cloet, M., Van Den Broeck, K., Cools, O., De Witte, A., Lowet, K., Hellings, J., Bilsen, J., Lemmens, G., & Claes, S. (2021). A COVID-19 está a ter um impacto destrutivo no bem-estar mental dos profissionais de saúde. Revista internacional de qualidade em cuidados de saúde: revista da Sociedade Internacional de Qualidade em Cuidados de Saúde, 33(1), mzaa158. https://doi. org/10.1093/intqhc/mzaa158

Fu, W., Yan, S., Zong, Q., Anderson-Luxford, D., Song, X., Lv, Z., & Lv, C. (2021). Saúde mental de estudantes universitários durante a epidemia de COVID-19 na China. Journal of affective disorders, 280(Pt A), 7-10. https://doi.org/10.1016/j.jad.2020.11.032

Alamri, H. S., Mousa, W. F., Algarni, A., Megahid, S. F., Al Bshabshe, A., Alshehri, N. N., Bashah, D. M., Alosaimi, R., Alshehri, A., Alsamghan, A., & Alsabaani, A. (2021). Saúde mental de pacientes com COVID-19 - uma pesquisa transversal na Arábia Saudita. Revista internacional de investigação ambiental e saúde pública, 18(9), 4758. https://doi.org/10.3390/ijerph18094758

Simegn, W., Dagnew, B., Yeshaw, Y., Yitayih, S., Woldegerima, B., & Dagne, H. (2021). Depressão, ansiedade, estresse e seus fatores associados entre estudantes universitários da Etiópia durante um estágio inicial da pandemia COVID-19: Uma pesquisa transversal baseada em online. PloS one, 16(5), e0251670. https://doi.org/10.1371/journal.pone.0251670

Styra, R., Hawryluck, L., Mc Geer, A., Dimas, M., Sheen, J., Giacobbe, P., Dattani, N., Lorello, G., Rac, V. E., Francis, T., Wu, P. E., Luk, W. S., Ng, E., Nadarajah, J., Wingrove, K., & Gold, W. L. (2021). Sobrevivendo à SARS e vivendo através do COVID-19: Resultados de saúde mental do profissional de saúde e percepções para lidar com a situação. PloS one, 16(11), e0258893.
https://doi.org/10.1371/journal.pone.0258893

Xu, Z., Zhang, D., Xu, D., Li, X., Xie, Y. J., Sun, W., Lee, E. K., Yip, B. H., Xiao, S., & Wong, S. Y. (2021). Solidão, depressão, ansiedade e transtorno de estresse pós-traumático entre adultos chineses durante o COVID-19: Uma pesquisa transversal online. PloS one, 16(10), e0259012. https://doi.org/10.1371/journal.pone.0259012

Htun, Y. M., Thiha, K., Aung, A., Aung, N. M., Oo, T. W., Win, P. S., Sint, N. H., Naing, K. M., Min, A. K., Tun, K. M., & Hlaing, K. (2021). Avaliação de sintomas depressivos em pacientes com COVID-19 durante a segunda onda de epidemia em Mianmar: Um estudo transversal de centro único. PloS one, 16(6), e0252189. https://doi.org/10.1371/journal.pone.0252189

Mistry, S. K., Ali, A., Akther, F., Yadav, U. N., & Harris, M. F. (2021). Explorando o medo de COVID-19 e seus correlatos entre adultos mais velhos em Bangladesh. Globalização e saúde, 17(1), 47. https://doi.org/10.1186/s12992-021-00698-0

ANEXOS

ANEXO

Efeito do confinamento COVID-19 na saúde mental
Saúde: um estudo intersectorial

1. Email*

____

CONSENT FORM :-

It is important for us to take your consent before proceeding further as this survey collects information regarding your mental health.

1.Do you agree to participate in this survey?
☐ Yes skip to question gender
☐ No skip to section 7 (consent declined)

DEMOGRAPHICS

1. Gender
☐Male
☐ Female
Others

2. Age
☐18-25 yrs
☐25-40 yrs
☐40-60 yrs
☐45-65 yrs

3. Education

____

4 . Occupation
☐ Student
☐ Doctor
☐Nurse
☐ Pharmacist

Others ____________________

5. Stream

   ☐Medical

   ☐Non-medical

6. Marital status

   ☐Married

   ☐Unmarried

7. Nationality

   ☐Indian

   Other ____________________

   HEALTH STATUS

8. Have you ever been tested positive for COVID-19?

   ☐ Yes

☐No

9.Haveyoueverbeendiagnosedwithanyofthepsychiatricillness(Eg:-*depression,Generalanxietydisorder,sleepdisordersetc..)?

☐Yes

☐No

DASS -21

Please read each statement and fill following options which indicates how much the statement applied to you during COVID-19 pandemic. There are no right or wrong answers. Do not spend too much time on any statement.

1 (s) I found it hard to relax after stress episode

☐Never

☐Sometimes

☐Often

☐Most of the time

2 (a) I was aware of dryness of my mouth

☐Never

☐Sometimes

☐Often

☐Most of the time

3 (d) I couldn't seem to experience any positive feeling at all

☐Never

☐Sometimes

☐Often

☐Most of the time

4 (a) I experienced breathing difficulty (e.g. excessively rapid breathing, breathlessness in the absence of physical exercise)

☐Never

☐Sometimes

☐Often

☐Most of the time

5 (d) I found it difficult to work up the initiative to do things

☐Never

☐Sometimes

☐Often

☐Most of the time

6 (s) I tended to over-react to situations

☐Never

☐Sometimes

☐Often

☐Most of the time

7 (a) I experienced trembling (e.g. shaking in the hands)

☐Never

☐Sometimes

☐Often

☐Most of the time

8 (s) I felt that I was being so nervous

☐Never

☐Sometimes

☐Often

☐Most of the time

9 (a) I was worried about situations in which I might panic and make a fool of myself

☐Never

☐Sometimes

☐Often

☐Most of the time

10 (d) I felt that I had nothing to look forward to

☐Never

☐Sometimes

☐Often

☐Most of the time

11 (s) I found myself getting agitated (upset/irritated)

☐Never

☐Sometimes

☐Often

☐Most of the time

12 (s) I found it difficult to relax

☐Never

☐Sometimes

☐Often

☐Most of the time

13 (d) I felt down-hearted and blue(sad)

☐Never

☐Sometimes

☐Often

☐Most of the time

14 (s) I was intolerant of anything that kept me from getting on with what I was doing

☐Never

☐Sometimes

☐Often

☐Most of the time

15 (a) I felt I was close to panic

☐Never

☐Sometimes

☐Often

☐Most of the time

16 (d) I was unable to become enthusiastic about anything

☐Never

☐Sometimes

☐Often

☐Most of the time

17 (d) I felt I wasn't worth much as a person

☐Never

☐Sometimes

☐Often

☐Most of the time

18 (s) I felt that I was rather touchy(sensitive)

☐Never

☐Sometimes

☐Often

☐Most of the time

19 (a) I was aware of the action of my heart in the absence of physical exertion/work/exercise (e.g. sense of heart rate increase, heart missing a beat)

☐Never

☐Sometimes

☐Often

☐Most of the time

20 (a) I felt scared without any good reason

☐Never

☐Sometimes

☐Often

☐Most of the time

21 (d) I felt that life was meaningless

☐Never

☐Sometimes

☐Often

☐Most of the time

PANDEMIC VARIABLES

Tell us about the changes in your life style during pandemic.

1. Did you/ your family face any difficulty in obtaining basic supplies?

   ☐Yes

   ☐No

   ☐Somewhat

2. What about your/head of your family's employment status during lockdown?

☐Unchanged

☐Salary decrement

☐Terminated/fired

☐Retired

3.Have you lost any one of your loved ones/family members due to COVID-19?

☐Yes

☐No

4.How did you manage mostly to cope up with stress/anxiety/depression?

☐Yoga/Exercise/Physical activity

☐Spiritual measures

☐Enjoying social media/Streaming services

☐Listening to music

☐Playing with pets

☐Support from family

☐Support from friends

☐Support from Professionals/Therapists

Others ____________________

CONSENT DECLINED

You have elected not to participate in the survey.

Thank you.

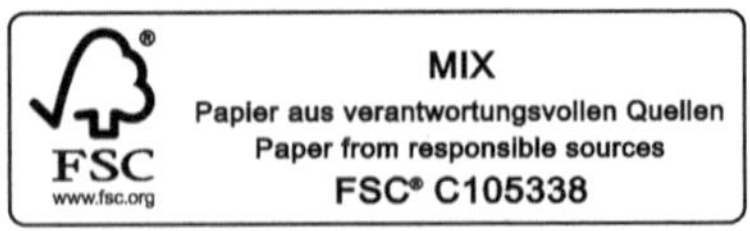

Printed by Books on Demand GmbH, Norderstedt / Germany